Gedruckt mit Genehmigung

der

Medizinischen Fakultät der Universität Berlin.

Dekan: **Prof. Rostock**

Referent: **Prof. v. Bergmann**

Korreferent: **Prof. Trendelenburg.**

(Aus der II. Medizinischen Universitätsklinik der Charité in Berlin
[Direktor: Prof. Dr. G. von Bergmann].)

Bau und Funktion der Nebenniere in neuerer Betrachtungsweise.

Von

Dr. Walter von Lucadou.

Mit 7 Textabbildungen.

(Eingegangen am 28. Juni 1943.)

Als im Jahre 1513 *Eustachius* die erste genaue Beschreibung der Nebenniere gab, hatte wohl niemand gedacht, daß bis heute der Streit über den Bau der Nebenniere nicht beendet sein wird. Erst 1846, also wesentlich später, erkennt *Ecker* die drüsige Struktur der Nebenniere und 1866 wird von *Arnold* das bis dahin als gemeinsam angesehene Organ, Nebenniere, in eine Mark- und Rindenzone geteilt. Aber erst nach der Darstellung des Adrenalins durch *Takamine* 1901 und die Adrenalinsynthese von *Stolz* 1904 wurden nun auch in der Physiologie, Pharmakologie und schließlich in der Klinik die Rinde und das Mark als verschiedene Organe aufgefaßt. Die wesentlichste Unterstützung brachte die vergleichende Entwicklungsgeschichte. So ist bekannt, daß bei den Selachiern (Haifischen) und vielen anderen Anamniern Mark und Nebennierenrinde zwei ganz getrennte Organe sind. Bei den Haien ist das der Rinde entsprechende Gewebe zwischen den Nieren als paariges oder unpaariges Organ ganz isoliert gelagert, während das chromaffine Gewebe neben den Intercostalarterien aufgeteilt zu finden ist. Je weiter nun in der aufsteigenden Tierreihe die Nebennieren untersucht wurden, fand man, daß die getrennten Mark- und Rindenorgane sich nähern. Bei den Amphibien liegen die Interrenalkörper schon als gelbe Streifen in den Nieren und das chromaffine Gewebe bildet einen spärlichen Überzug in Gestalt verstreuter Zellhaufen. Bei den Säugetieren liegen Interrenalkörper und chromaffines Gewebe in einem Organ zusammen, aber nun umgekehrt. Die Interrenalkörper, Rinde, liegen außen um das chromaffine Gewebe, das Mark der Nebenniere, herum. Das Markgewebe entwickelt sich beim Menschen erst sehr spät, d. h. erst beim 17 mm langen Embryo; während alle Organanlagen sich schon selbständig weiter entwickeln und die Rinde, wie wir weiter unten sehen werden, schon deutlich abgegrenzt ist, beginnen nach *Wiesel* von der indifferenten Sympathicusanlage rechts und links der Aorta einzelne Ballen unter Durchbrechung der Rindenkapsel in das Rindengewebe einzuwandern. Eigenartigerweise nimmt diese Einwanderung dann ständig zu und soll bis zum 10. Lebensjahr fortdauern. Beim

ISBN 978-3-662-27830-7   ISBN 978-3-662-29330-0 (eBook)
DOI 10.1007/978-3-662-29330-0

95 mm langen Embryo sieht *Wiesel* zum ersten Male die Umwandlung der unspezifischen Sympathogonien in wirkliche Markzellen. Dieser Befund wurde von *Kohno* bestätigt. Er beobachtete noch weiter, daß beim 36 mm langen Embryo Sympathicusäste, die kleine Ganglien tragen, die Rindenanlage an der vorderen Kante umfassen. Ende des 4. und im 5. Schwangerschaftsmonat findet er reichlich Sympathogonienhaufen in der Nähe der Zentralvene, ferner aber auch noch in der Rinde Nester von einwandernden Sympathogonien. Im 8. Monat sieht er zum ersten Mal statt der Sympathogonien eine Zellart, die zwischen der definitiven Markzelle und den Sympathogonien steht. *Poll* nennt diese Phäochromocyten. Bei der Geburt finden sich größere Unterschiede. Manche Säuglinge kommen mit einer deutlichen Markschicht, mit typischen, wenn auch kleinen Markzellen zur Welt, bei anderen ist nichts von Markgewebe zu finden. *Thomas, Kern, Kolmer, Landau* legen die Entwicklung der Marksubstanz überhaupt erst in die postembryonale Zeit. — *Kern*, der die Befunde von *Thomas* und *Kawamura* zum Teil bestätigt, zum Teil fortführt, teilt die Entwicklung der Nebenniere nach der Geburt in vier Stadien ein. Er unterscheidet ein hyperämisches Stadium, indem er kleinste Inseln von Markzellen und Sympathicusbildungszellen, innig gemischt mit den innersten Zellschichten der Nebennierenrinde, findet, von einem 2., 3. und 4. Stadium, in denen sich die Markzellen zu kompakten Stellen unter Bildung einer Markkapsel und Entfaltung derselben bis zu dem Verschwinden der Kapsel nachweisen lassen. *Kohno* bestätigt diese Befunde, indem er eine zarte Bindegewebslage zwischen Mark und Rinde bei dem einjährigen Kinde findet. Bei dem zweijährigen Kind soll das Mark voll ausgebildet sein, eine Bindegewebslage zwischen Rinde und Mark ist nicht mehr vorhanden. Nach *Dietrich* und *Kern* sollen nur noch stellenweise feine kollagene Fasern die Rindenmarkgrenze an einzelnen Stellen andeuten. Es vertreten heute also die Mehrzahl der Autoren, *Wiesel, Rab, Braun, Kölliker* u. a. folgend, die Ansicht, daß die Markzellen von den nervösen Zellen abzuleiten sind im Gegensatz zu *Moers, v. Brunn, Gottschau, Dogiel, Aichel* und zuletzt, 1921, *Gormagtigh*, die die Markzellen vom Mesoderm herleiten bzw. behaupten, die Markzellen seien umgewandelte Rindenzellen. *Aichel* glaubt, daß die Einwanderung der Sympathicuszellen lediglich zur reichen nervösen Versorgung der Nebenniere dient, Rinde und Mark aber aus demselben Urgewebe sich entwickeln.

Die Entwicklung der Nebennierenrinde ist bekanntlich mesodermalen Ursprungs, und zwar soll sie aus der Strecke des Cölomepithels zwischen der Plica urogenitalis und der Radix mesenterii entstehen *(Ecker, v. Brunn, Kölliker, Wiesel)*. Nach *Aichel* leitet sich die Rinde aus den Resten der Urnierentrichter ab. Bei einem 5,5 mm langen Embryo ist schon deutlich eine Rindenanlage abgrenzbar. *Wiesel* findet dann weiter bei einem 15 mm langen Embryo in der Rinde Zellsäulen, aber noch keinerlei

Anordnung in Zonen. Bei einem 28 mm langen Embryo unterscheidet er schon drei Zonen und meint, daß bei einem 95 mm langen Embryo die Rinde bereits ihr endgültiges Aussehen erreicht habe. Nach *Kohno* beginnt schon bei einem 15,5 mm langen Embryo die Differenzierung der Glomerulosa durch keilförmiges Einwandern von bindegewebigen Septen aus der Kapsel, bei einem 30 mm langen Embryo die Bildung der Retikularis. Im 7. Monat beginnt eine eigenartige Rückbildung in der Größe der Rindenzellen, die mit einer deutlichen Differenzierung der Rinde einhergehen soll und bis zur Geburt beendet sein soll. *Thomas*, später *Kern*, *Elliot*, *Dewitzki*, *Pappenheim* und *Lewis* haben nach der Geburt beim Menschen einen eigenartigen Degenerations- und Umbauprozeß beschrieben, der mit einer capillären Hyperämie beginnt. Nach *Kern* soll sich dieser Prozeß aber nur beim Menschen, nicht bei den von ihm untersuchten Versuchstieren vollziehen. Beim Menschen vermindert sich das Gewicht der Nebenniere nach der Geburt beim Vergleich mit dem Nierengewicht innerhalb von zwei Monaten auf den 9. Teil. Im späteren Leben nimmt dann die Rinde an Ausdehnung periodenweise, besonders in der Pubertät, zu und hat nach *Aschoff* mit dem 40. Lebensjahr ihre größte Ausdehnung.

Das Mark ist aus 18—36 μ großen Zellen aufgebaut, die in der Literatur fast überall gleichmäßig als große polymorphe Zellen beschrieben werden. Allerdings gehen die Anschauungen über den Aufbau des Markgewebes sehr weit auseinander. So glaubt *Arnold*, daß jede Markzelle in einer eigenen Bindegewebsmasche liegt, während *Goldzieher* die Markzellen als perithelartig um die geflechtartig angeordneten Markcapillaren liegend beschreibt. *Aschoff* bezeichnet den Aufbau als ein unregelmäßiges zusammengelagertes Balkensystem ohne besonders erkennbare Gliederung. *Dietrich*, *Clara*, *Jaffe* und *Tannenberg*, *Kemp* und *Okkels*, *Bomskow* u. a. geben im wesentlichen eine gleiche Darstellung, fügen aber noch zum Teil hinzu, daß die Zellen in Haufen und Klumpen oder Ballen liegen. Demgegenüber vertreten die älteren Autoren eine ganz andere Auffassung. So schreibt *Joesten* 1864, daß die Marksubstanz durch Züge feiner Bindegewebsfasern in Schläuche abgeteilt würde, welche in Bezug auf Größe und Form sehr variieren. Diese Schläuche haben eine zylindrische Gestalt und die Achse des Zylinders liege in der Richtung von der Wandung zur Mitte des Schlauches. *Dostojewski* (1886) sieht in der Marksubstanz ein Netz mit Maschen von verschiedener Form und Größe. Nach dem Zentrum der Marksubstanz zu sind diese Maschen meist rund und enthalten 2—5 Zellen. Weiter nach der Peripherie hin werden die Maschen immer größer, ziehen sich in die Länge und haben auf Durchschnitten die Gestalt langer Schläuche.

Die Einteilung der Nebennierenrinde in drei verschiedene Zonen wurde von *Arnold* 1866 vorgeschlagen und hat sich seitdem gehalten, wenn auch in neuester Zeit von *Kemp* und *Okkels* eingewandt wird, daß diese anatomische Einteilung nichts über die Funktion aussage. *Arnold* spricht von einer äußeren, knäuelartig angeordneten Zona glomerulosa, einer mittleren, säulenartig aufgebauten Zona fasciculata und einer netzartigen inneren Zona reticularis. Jüngst hat *Bachmann* eine ganz neue Einteilung vorgeschlagen, die die angeblichen Mängel der *Arnold*schen Einteilung beseitigen soll und die Funktion in den Vordergrund stellen will. Er nennt die Zona glomerulosa Zona multiformis, weil die Zellen dort die größte Abwechslung in ihrer Anordnung zeigen, die Zona fasciculata bezeichnet er weiter so, er führt für die Zona reticularis auch keine neue Bezeichnung ein, er hält aber den Vorschlag von *Gottschau*, die Zone als Zona consumptiva zu bezeichnen, aus vielen Gründen für berechtigt. Die Zellgrößen der Rinde werden von *Hecht* mit 16—18 μ, von *Kemp* und *Okkels* mit 25—36 μ angegeben. Sehr weit gehen die Ansichten der Autoren darüber auseinander, ob jede Zelle einzeln in einer Bindegewebsmasche liegt *(Arnold, v. Brunn)*, oder ob mehrere Zellen in Strängen, Säulen und Haufen zusammengelagert von Bindegewebe umgeben sind *(Kölliker, Kolmer, Goldzieher, Beckmann* und die meisten neueren Untersucher). Andere *(Rauber* und *Dostojewski)* behaupten, daß beides nebeneinander vorkommt und zwar so, daß in der Peripherie mehrere Zellen in einer bindegewebigen Masche liegen, während im Zentrum jede Zelle einzeln von Bindegewebe umgeben ist. Gleichzeitig versuchte man die Frage, ob die Nebennierenrinde eine drüsige Struktur hat, und wie die Abgabe der Stoffe ins Blut vor sich geht, zu lösen. Die Forscher, die in den Zellgruppen und den Zellkomplexen Hohlräume fanden, wie *Stilling, Askanazy, Poll, Kolmer* und *Kohno* fassen die Nebennierenrinde als echte holokrine Drüse auf. Ihnen gegenüber stehen *Dostojewski, Zehbe, Deucher*, die an einem oft großen Material keinerlei Drüsenlumina finden konnten. *Prym* sieht die von *Askanazy* beobachteten Hohlräume als Fehldeutungen an, die auf Schleifenbildungen beruhen. *Dietrich* hält die Lumenbildung auf Grund seiner ausgedehnten Untersuchungen in den Kriegsjahren für entzündliche Bildungen und konnte nachweisen, wie im Anfang in jeder einzelnen Zelle wabige Strukturen entstehen, schließlich die Zellen zugrunde gehen und dabei nun große Hohlräume entstehen. In jüngster Zeit konnte *Hett* Lumenbildung in der Glomerulosa von Embryonen als ein physiologisches Vorkommen nachweisen. Wenn man die großen Abhandlungen in den Handbüchern als Zusammenfassung unseres derzeitigen Wissens ansehen will, so muß man zugeben, daß gegenwärtig die Ansicht vorherrscht, die Lumina in den Zellsträngen als artifizielle oder entzündliche Vorgänge anzusehen oder als seltene Mißbildungen wie jüngst *Bachmann*.

Das Problem der Morphologie und Funktion der Nebenniere und ihrer beiden Anteile, der Rinde und des Markes, ist gerade in den letzten Jahren von Seiten der Klinik erneut zur Diskussion gestellt worden, da Beobachtungen und Erfahrungen sowie Tierexperimente mit dem neu entdeckten Corticosteron die schon früher bestehenden Zweifel über die Richtigkeit der Beobachtungen wieder aufflammen ließen. So konnte *Jaussi* feststellen, daß Adrenalin ebenso wie Rindenhormon allein hinzugefügt, den Glykogengehalt des Muskels herabsetzen. Zusammengegeben findet sich jedoch keine Abnahme des Glykogengehaltes. Nach Untersuchungen von *Kuschinski* am Skeletmuskel nebennierenloser Tiere scheint es „als ob kleine Mengen Adrenalin bei Gegenwart von Cortin genügen, um Ausfallserscheinungen zu beseitigen, während ohne Cortin, wie berichtet, auch kleinere Mengen von Adrenalin auf die Dauer nicht ausreichen". Weiter sollen nach Untersuchungen von *Magistris* die Nebennierenrindenextrakte unwirksam werden, wenn sie weniger als 1:2—4000000 Adrenalin enthalten, und *Cleghorn* konnte zeigen, daß Extrakte aus dem Interrenalorgan niederer Wirbeltiere vollständig wirkungslos bleiben. Nach *Asher* geben Adrenalin und Rindenhormon zusammen einen wesentlich gesteigerten Effekt als jeder Wirkstoff allein. Er konnte sogar dann noch Wirkungen beobachten, wenn jedes Hormon allein gar keinen Effekt hatte. Er bezeichnet diesen Vorgang als Integration der inneren Sekrete, d. h. komplexe, sich gegenseitig hemmende oder fördernde Wirkung. In neuester Zeit hat nun *Rogoff* Extrakte aus Markgewebe nach demselben Verfahren wie die Rindenextrakte hergestellt und gefunden, daß diese Extrakte die gleiche Wirkung wie die Rindenextrakte haben. *Sjöstrand* fand auch, daß die Reize, die eine Adrenalinausschüttung bewirken, eine vermehrte Durchblutung der Rinde zur Folge haben und daß dadurch Cortin aus der Rinde ausgeschüttet wird. *Okinaka* und *Mori* reizten die Nebennierennerven und stellten dabei außer einer Adrenalinausschüttung regelmäßig eine Veränderung der doppelbrechenden Fette in der Rinde fest. Schließlich ergibt die chemische Analyse, daß die Cholesterinester sich auf Mark und Rinde gleichmäßig verteilen und daß in beiden Anteilen der Nebenniere Askorbinsäure in reichlichstem Maße vorkommt. Seit langem ist ja auch bekannt, daß ein Morbus Addison auftreten kann, einerseits bei Vernichtung des Nebennierenmarkes, andererseits bei Zerstörung der Rinde. Es wurde besonders von *Kowacs* und *Berblinger* zuletzt betont, daß der Grad der *Addison*schen Erkrankung bedingt ist durch das dem Organismus zur Verfügung stehende intakte Rinden- und Markgewebe. Ferner ist durch die Untersuchungen von *Frodin* bekannt, daß die verringerte Funktion des Markes und der Rinde, also der Ausfall beider Hormone, für die Erklärung der Pigmentierung beim Addison verantwortlich zu machen sind. Weiter sind aus der Literatur eine ganze Reihe von Fällen mit krisenhafter oder dauernder Hypertonie durch spezifisch gebaute Tumoren des Nebennierenmarkes bekannt (*Orth, Paul, Büchner-Kalk* u. a.). Andererseits sieht die französische Schule in Tumoren der Nebennierenrinde die Ursache der Hypertonie, während *Wiesel* und *Goldzieher* durch ihre Arbeiten die Bedeutung von Veränderungen des Nebennierenmarkes bei der Hypertonie zu begründen versucht haben. Eigene Untersuchungen ergaben nun zunächst die Feststellung, daß das Mark- wie das Rindengewicht weder zu dem Alter, noch zur Größe, zum Gewicht und zur Oberfläche des betreffenden Erwachsenen in Beziehung steht. Dagegen sind in allen Krankheitsgruppen die Markwerte beim Mann deutlich höher als bei der Frau, während bei beiden Geschlechtern die Rindenwerte ungefähr die gleichen sind. Es ist also beim Mann die Relation Rinde zu Mark zugunsten des Markanteiles verschoben. Ich sah ferner, daß bei allen Krankheiten mit ein- oder beiderseitiger Herzhypertrophie regelmäßig ein hoher Markwert gefunden wird, ganz gleich, ob es sich um eine Hypertonie oder um eine pathologische Herzbelastung anderer Art handelt. Der Markwert scheint also parallel mit der Beanspruchung des Herzens zu steigen. Dabei scheint, nach unseren Untersuchungen, die Zeitdauer der Erkrankung eine ausschlaggebende Rolle zu spielen.

Wenn man die Relation von Mark und Rinde ausrechnet, so findet man sie bei Nichtkreislaufkranken immer zwischen 9,9 beim männlichen Geschlecht und 11,7 beim weiblichen Geschlecht. Anders verhält sie sich bei den Nichthypertonikern mit abnormer Belastung des Herzens. Hier sinkt der Relationswert erheblich ab. Im Gegensatz stehen die chronischen Nephritiden, bei denen wir infolge der starken Hyperplasie der Rinde einen der Norm genäherten oder sogar einen über der Norm stehenden Relationswert finden. Bei der Hypertonie ist die Relation von Rinde zu Mark von Fall zu Fall sehr schwankend. Dies scheint daran zu liegen, daß, wie ja schon *Goldzieher* 1931 festgestellt hat, bei der Hypertonie eine Hypertrophie der Rinde einer Atrophie derselben vorausgeht. Nebennierenrinde und Mark reagieren also auch bei den Kreislaufkrankheiten zusammen.

In eigenen Untersuchungen habe ich mir das Ziel gesetzt, die Morphologie der Nebenniere mit verschiedenen Methoden noch einmal einer gründlichen Kritik zu unterziehen, um so, wenn möglich ausgehend vom anatomischen Substrat und seinen Besonderheiten, einen Schritt weiter in der Klärung der funktionellen Zusammenhänge zukommen.

Entsprechend diesem Arbeitsplan lassen sich meine eigenen Untersuchungen zwanglos in drei Abschnitte aufteilen: 1. einen deskriptiv-anatomischen, 2. einen histotopographischen und 3. einen histologisch-funktionellen Teil.

Methodik.

1. Methodik der deskriptiv-anatomischen Untersuchungen: Um etwas über die Struktur aussagen zu können, ist es notwendig, erstens möglichst frisches Material zu verwenden, denn gerade das Markgewebe verändert sich postmortal sehr schnell. Mir standen Nebennieren sofort und $1/2$—4 Stunden nach dem Tode fixiert zur Verfügung. Man muß aber auch ferner nach Fixierung und Einbettung die Größenverhältnisse der Zellen selbst bei dem Schneiden mit dem Mikrotom berücksichtigen. Die Nebennierenstücke wurden zum Teil in 10%igem Formol, zum Teil in *Zenker*scher

Flüssigkeit und zum Teil in Susagemisch fixiert und über Xylol in Paraffin eingebettet. Die Schnittführung lag parallel zur Kapsel. Die Schnittdicke betrug 20 μ = 1^1/$_2$ Zellagen. Die Färbungen wurden nach *van Gieson*, *Mallory* und mit Hämatoxylin-Eosin vorgenommen.

2. Für die histotopographischen Untersuchungen:

a) Aus der gut fixierten Nebenniere wurden vorsichtigst ohne Pressen, Drücken usw. rechteckige Stücke von höchstens 2 bzw. 4 mm Seitenlänge und einer Tiefe, die bis mindestens in die Mitte des Markes reicht, herausgeschnitten und in Paraffin eingebettet.

b) Von diesen Stücken wurden Serienschnitte angelegt, die parallel zur Kapsel laufen und der Größe der Zellen in den verschiedenen Zonen mit ihrer Schnittfläche und Schnittdicke entsprechen. Es ist nämlich ein Unding, etwas über den Bau eines Organs aussagen zu wollen, wenn man die Zellgröße nicht berücksichtigt und durch feinste Schnitte von 2—5—10 μ die einzelnen Zellen zerschneidet. Die Rindenzellen sind nach *Hecht*, *Kemp* und *Okkels* etwa 16—36 μ, die Markzellen nach *Hecht* und *Neusser* 18—36 μ groß.

c) Nach Anfertigung der Serienschnitte und Färbung derselben wurde jeder einzelne Schnitt auf seine Ausdehnung unter dem Mikroskop mit Millimetereinstellung im Okular untersucht. Waren die Schnitte durch die histologischen Manipulationen ungleichmäßig ausgedehnt, wurde die Serie verworfen und eine neue Serie angefertigt.

d) Von den Schnitten einer solchen genau durchgearbeiteten Serie wurde immer eine Ecke — z. B. rechts unten — durch eine viereckige Blende im Okular, an der zwei nebeneinander liegende Seiten durch Einschnitte markiert waren, fotografiert. Dadurch wird eine Seitenverwechslung vermieden.

e) Die Negative, auf denen von der jeweiligen Serie immer nur die eine rechte obere Ecke ist, können nun wieder übereinandergeschichtet werden, da sie ja durchsichtig sind. Und zwar so, daß die äußeren freien Ränder des Schnittpräparates übereinanderliegen. Unter „sinngemäßem Übereinanderlegen" habe ich dieses Ausrichten verstanden, denn beim Fotografieren können immer kleine Verschiebungen zwischen dem Abstand von Präparatenrand und Blendenrand entstehen. Ich habe nun von dem jeweiligen zu modellierenden Gewebsstück eine Pause nach dem Negativ des Fotos angefertigt und auf dieser Pause wieder nach dem Mikroskop die obere und untere Ebene des Präparates mit Blau- und Rotstift eingezeichnet. Dann erst legte ich die Pausen auf die Wachsplatten, die eine der Schnittdicke entsprechende Dicke hatten, auf. Durch die Negativa können Bindegewebe, Drüsenzellen und Blutgefäße verfolgt werden. Es kann natürlich nun vorkommen, daß der untersuchte Zellschlauch, das Blutgefäß, der Bindegewebszug nach wenigen Schnitten am Rande und schließlich außerhalb des Präparates liegen. Dann müssen neue Serien angefertigt werden.

3. Was die histologisch-funktionellen Untersuchungen betrifft, so habe ich mich derselben Methode wie bei den der deskriptiven-anatomischen Untersuchung bedient.

Ergebnisse.

In der Zona glomerulosa ist noch das Bindegewebe der Kapsel stark entwickelt und zerteilt die Parenchymzellen in eigenartige Zellstränge, die im Querschnitt deutlich ziemlich weite Lumina, umgeben von 5—6 Zellen mit im Verhältnis zum Protoplasma großem Kern, zeigen. In der Zona fasciculata liegen in einer Bindegewebsmasche meistens 4—5 Zellen. Die Kerne dieser Zellen haben etwa die gleiche Größe, wie die der Zona glomerulosa. Jedoch ist das Protoplasma etwa doppelt so groß und zeigt eine mehr oder weniger wabige Struktur, die, wie bekannt, durch die großen Lipoidtropfen bedingt ist. Auf Querschnitten ist häufig ein Lumen zu finden, das deutlich von den Zellwänden umgrenzt ist. Das Lumen ist aber viel enger als das in der Zona glomerulosa. Die Weite beträgt etwa nur den 3.—4. Teil. Es braucht aber durchaus nicht immer auf dem Querschnitt ein Lumen erkennbar zu sein. In der Zona reticularis sind immer vier Zellen von einer Bindegewebsmasche umschlossen mit feinen capillären Hohlräumen in der Mitte der vier Zellen. Es kann weiter beobachtet werden, daß die Zellen der Zona reticularis, die in der Nähe des Markes liegen, wieder größer werden und auch einen größeren Hohlraum umschließen. Auch im Mark findet man in den Querschnitten der Markstränge Lumina; so sieht man 4—5 Zellen deutlich um ein Lumen gelagert. Dieses Lumen wird durch die Zellwände der Markzellen begrenzt. Niemals konnte ich Bindegewebe oder Capillarendothelien darin entdecken.

Auch an Schrägschnitten durch die Markstränge ist das Lumen zu erkennen und zu verfolgen.

Histotopographische Befunde.

Mit der oben angegebenen Methode lassen sich in der Zona glomerulosa kapselartige Gebilde herausarbeiten, aus denen schließlich ein oder zwei Drüsenschläuche hervorgehen, die in die Zona fascicularis übergehen. Im Innern sind diese kapselartigen Gebilde durch feine, bindegewebige Septen gekammert, so daß das Parenchym einen knäuelartigen Aufbau zeigt. Der langgestreckte Verlauf der Zona fasciculata ist bekannt. Mit einer leichten Drehung um die Längsachse bildet sie dann den direkten Übergang zur Zona reticularis. Die Zona reticularis ist charakterisiert durch zahlreiche kleine Schleifen und Windungen, die den direkten Übergang in die Markschläuche bilden. Nebennierenrinde und -mark sind also nicht nur in einem Organ zusammengefaßt, sondern bilden auch eine Einheit in ihrem histotopographischen Aufbau.

Das Wichtigste ist aber der Zusammenhang von Rinden- und Markschläuchen. Da dieser Befund sehr wichtig ist, müssen histologische Bilder den Übergang von der Rinde zum Mark beweisen. Durch die folgenden Aufnahmen von Präparaten in verschiedenen Ebenen des Schnittes wird der deutliche Beweis erbracht, daß die Retikulariszellen und die Markzellen ohne irgend eine Trennung durch Bindegewebsfäserchen oder gar eine Kapsel ineinander übergehen.

In Abb. 1 sehen wir in der rechten unteren Ecke die großen wabigen Markzellen mit ihren großen Kernen liegen. In der linken oberen Ecke die kleineren Retikulariszellen. Beide werden durch eine gemeinsame Bindegewebsfaser, die entlang einer Capillare zieht, umschlossen.

In Abb. 2 sind noch einmal die unmittelbar benachbart liegenden Retikularis- und Markzellen mit ihrem Protoplasmaleib zu erkennen. Auch hier ist eine bindegewebige Trennwand nicht zu entdecken.

In Abb. 3 sieht man, wie eine feine Bindegewebsfaser unterhalb der Retikulariszellen von dem Rande der Markzellen nach der anderen Seite

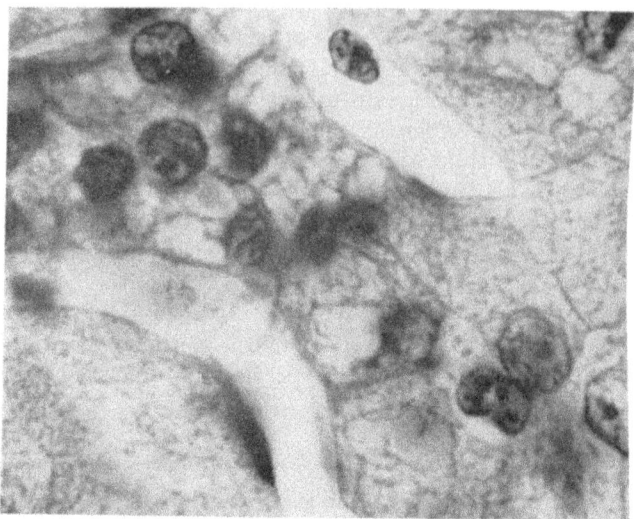

Abb. 1. Nebenniere, Hund. Retikularismarkgrenze. Bindegewebige Zelle nicht nachweisbar.

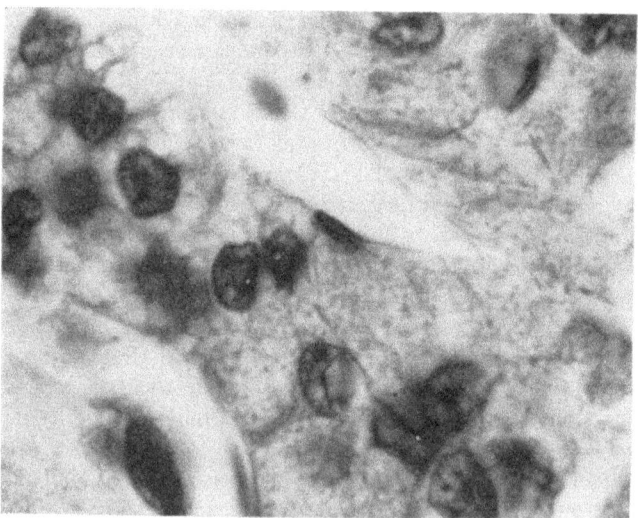

Abb. 2. Nebenniere, Hund. Retikularismarkgrenze. Bindegewebige Zelle nicht nachweisbar. Tiefere Lage als Abb. 1.

der Retikularis zieht. Dies ist bedingt durch die Schleifenbildung, die ja auch im Modell von mir demonstriert ist.

Nachdem nun einmal diese Schleifenbildung von der Retikularis und dem Mark erkannt worden war, konnten wir in entsprechenden neuen Präparaten bei der Azanfärbung nun zahlreiche weitere Belege für den Übergang von Rinde in Mark ohne bindegewebige Schranke finden. Aus meinem großen Material bringe ich nur drei weitere Belege, um die Mannigfaltigkeit zu demonstrieren.

In Abb. 4 ist eine Schleife längs getroffen. Auch hier sieht man wieder die gemeinsame bindegewebige Umgrenzung. Markzellen, die in dieser

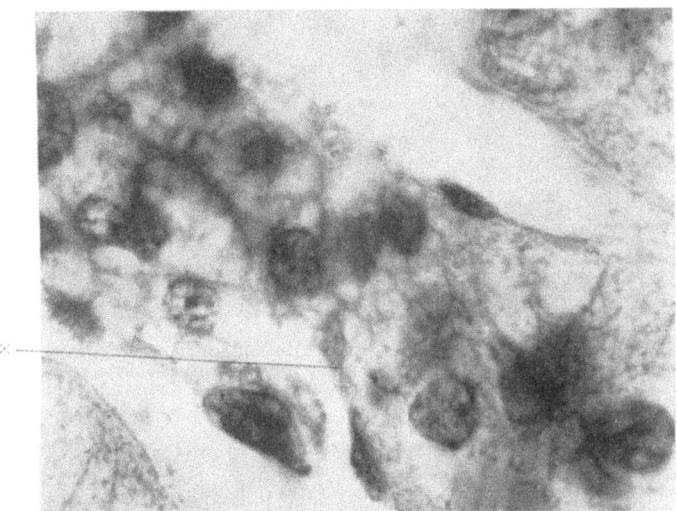

Abb. 3. Nebenniere, Hund. Übergang von Mark und Rinde. Bei × feine Gewebsfaser unterhalb der Retikulariszelle.

Abbildung licht sind und Rindenzellen, in dieser Abbildung dunkel gefärbt, liegen ohne bindegewebige Schranke nebeneinander. Bei x ist eine bindegewebige Zelle und hier beginnt die Trennung der Retikularisschleife von der Markschleife.

In Abb. 5 ist eine Markschleife zu sehen, an der nur noch im äußersten Rand vier Retikulariszellen liegen. Auch hier fehlt jede bindegewebige Schranke. Der scheinbare Rand zwischen Mark- und Rindenzellen ist bedingt durch die verschiedene Färbung der Retikularis- und Markzellen.

In der Abb. 6 ist eine Retikularis-Markschleife quergetroffen. Man sieht, wie sich die Markzellen schneckenförmig um eine Bindegewebsfaser mit einer Bindegewebszelle herumdrehen. Am linken oberen Rand der Schnecke sind die Retikulariszellen; auch hier erkennt man deutlich, daß zwischen Mark und Rinde keine bindegewebige Schranke besteht.

Diese Befunde sind so eindeutig, daß die anatomische Forschung hier mit der Frage nach dem Warum und der Entstehung dieses Bildes einsetzen sollte. Der Übergang von der Rinde zum Mark ohne trennende

454   Walter von Lucadou:

Faser ist nun eine so vielfach bewiesene anatomische Tatsache, daß sie nicht mehr wegdiskutiert werden kann, und eine ernste Forschung hat

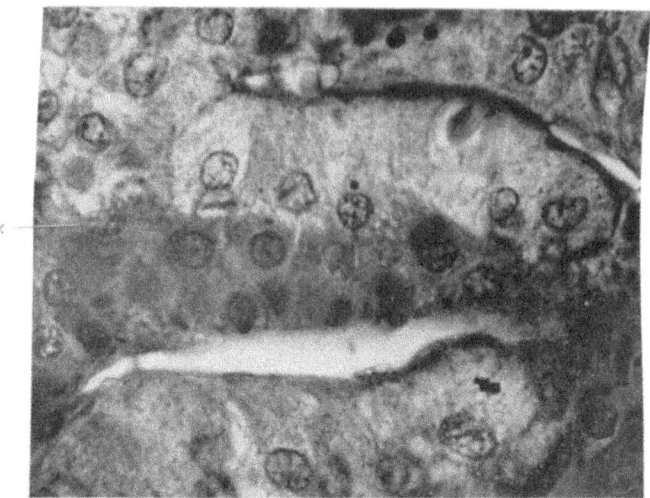

Abb. 4. Nebenniere, Hund. Rindenmarkgrenze. Reticularismarkschleife längs getroffen. Bei × bindegewebige Zelle, die die Trennung der Retikularisschleife von der Markschleife beginnen läßt.

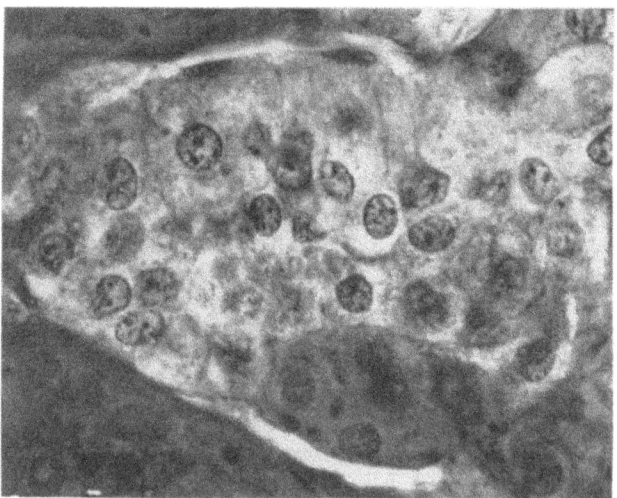

Abb. 5. Nebenniere, Hund. Übergang von Mark in Rinde. Retikularismarkschleife schräg getroffen. Retikulariszellen dunkel gefärbt.

von diesen gegebenen Tatsachen auszugehen. Es ist natürlich, daß dieser neu von mir entdeckte Befund viele anatomische und entwicklungs geschichtliche Fragen aufwirft, die zu lösen jedoch nicht meine Aufgabe, sondern die der Anatomen ist. Ich kann nur den Hinweis geben, wie es

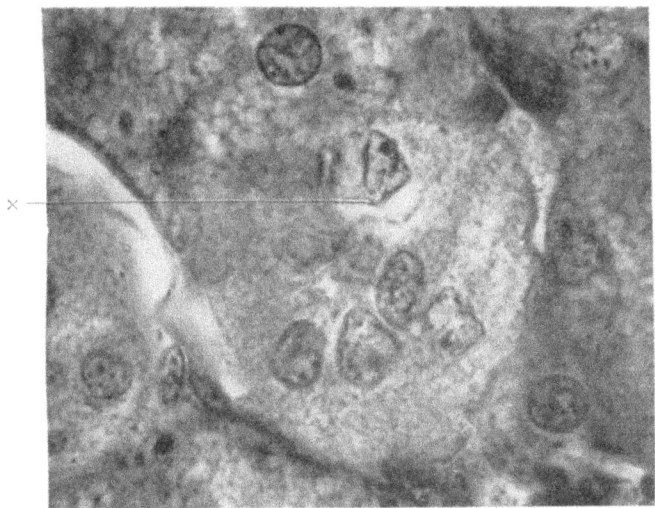

Abb. 6. Nebenniere, Hund. Übergang von Mark in Rinde. Retikularismarkschleife quer getroffen, sich schneckenartig um einen Bindegewebsstrang herumwindend.

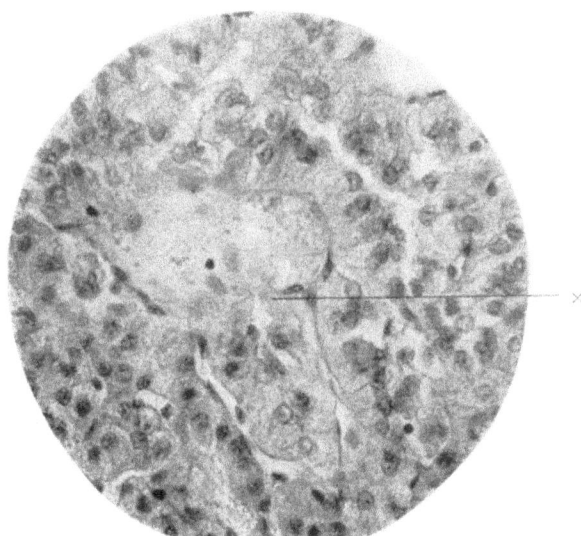

Abb. 7. Nebenniere, Hund. Einmündung der seitenständigen Hohlräume in einen Ast der Zentralvene.

kommt, daß die Anatomen seit *Arnold* (1866) diese wirklichen Verhältnisse übersehen haben.

Die verfeinerte histologische Technik brachte es mit sich, daß das Bemühen dahin ging, möglichst feine, 2—5 μ dicke Schnitte anzufertigen. Zum Studium der *einzelnen* Zellen ist das auch erforderlich. Zum Studium *der Struktur* ist diese Technik falsch. Bei Strukturstudien muß von der Größe des kleinsten Bauelementes des zu untersuchenden Organes, nämlich der Größe dieser Zelle ausgegangen werden. Bei der Nebenniere sind die Zellgrößen 16—36 μ. Durch Fixierung und Einbettung können sich die Zellen verkleinern. 5 μ-Schnitte geben ein falsches Bild. Ein Architekt untersucht auch nicht, um die Architektur eines Gebäudes zu beschreiben, nach einem bestimmten Maß herausgeschnittene Steine, sondern er richtet sich zunächst nach den Größen des Baumaterials (Ziegel, Quadersteine usw.), aus dem das Gebäude errichtet ist.

Wenn wir uns fragen, wo die Markschläuche schließlich enden, so glaube ich nach meinen Befunden, daß sie seitenständig in den Ästen der Zentralvene einmünden (s. Abb. 7).

Histologisch-funktionelle Ergebnisse.

Aus den Querschnitten der Zellschläuche wurden Bilder erhalten, die für eine holokrine Sekretion sprechen, da immer wieder beobachtet werden konnte, wie Zellen in das von den Rindenzellen umgebene Lumen ausgestoßen wurden. Da bei dem Mark solche Beobachtungen nicht gemacht wurden und auch die Untersuchungen anderer Autoren für eine flüssige Abgabe des Adrenalins sprechen, wird angenommen, daß die Markschläuche in Form einer merokrinen Drüse arbeiten.

Begründung und zusammenfassende Besprechung der Ergebnisse.

Fragt man sich, wieweit diese Befunde mit den Anschauungen anderer Autoren in Einklang zu bringen sind, so kann ich feststellen, daß meine Befunde wieder mehr denen der alten Autoren vor der *Arnold*schen Zeit entsprechen. Während *Eckert* und *Joesten* zwar noch nicht die Kontinuität der einzelnen Rindenzonen erkannt hatten, so sahen sie doch die Drüsenschlauchstruktur und *Joesten* die Kapselbildung in den Glomerulosa. Der große Histologe *Henle* konnte durch Maceration der Nebenniere die feinere Struktur der Nebennierenrinde als Schläuche, die am Kapselende kolbenförmig aufgetrieben sind, beschreiben. Durch meine Methode konnte ich die Kontinuität der einzelnen Rindenschichten mit dem Markgewebe erbringen. Um dieser Erkenntnis Rechnung tragen zu können, habe ich die Nebenniere neu eingeteilt. Sie setzt sich aus zahlreichen Rinden- und Markschläuchen zusammen. Das einzelne Rinden-Markschlauchsystem habe ich Epinephron genannt, welches sich unterteilt in das Gebiet des Knäuels (Zona glomerulosa), in das Gebiet der großen Schleifen (Zona fasciculata), in das Gebiet der kleinen Schleifen (Zona reticularis) und in das Gebiet der Markröhren.

Nun stellt an mich *Bachmann* die Frage, in welcher Lebensperiode das Epinephron vollendet sei. Damit wirft er aber die Frage auf, wann die Nebenniere überhaupt voll funktionsfähig ist. Da ich nur Nebennieren von erwachsenen Menschen und ausgewachsenen Tieren untersucht habe, kann und will ich diese entwicklungsgeschichtliche Frage nicht beantworten. Es gibt aber in der Literatur einige wichtige Hinweise, die zur Klärung dieser Frage dienen können. *Thomas*, *Kern* und *Landau* legen ja die Entwicklung der Marksubstanz überhaupt erst in die postembryonale Zeit und *Kohno* bestätigt diese Befunde. Nach ihnen soll erst beim zweijährigen Kind das Mark voll ausgebildet sein, nämlich dann, wenn die Bindegewebslage zwischen Rinde und Mark nicht mehr vorhanden ist. Durch die Arbeiten von *Landau* und *Aschoff*, besonders aber durch die Gewichtsuntersuchungen von *Rössle* ist bekannt, daß die Nebennieren bis zur Pubertät ruhende Organe sind und erst mit Beginn der geschlechtlichen Reife zur endgültigen Form auswachsen. Auch *Bachmann* hat in seinen Nebennierenstudien durch die Darstellung der Gitterfasern diese Annahme bestätigt, denn er fand, daß auch in der feineren Struktur des Bindegewebes ein großer Unterschied zwischen einem 8 Monate alten Kind und einem 14jährigen Knaben besteht. Bei dem Säugling liegt noch jede einzelne Rindenzelle in einer Bindegewebsmasche gebettet. Bei einem 14jährigen Knaben ist ein Rückgang der Gitterfasern zu beobachten und zwar insbesondere ein Rückgang der Querverbindungen. Auf Grund aller dieser Beobachtungen besteht also die Möglichkeit, daß sich das Epinephron erst nach dem 14. Lebensjahr entwickelt. Jedoch müssen genaue Untersuchungen diese Frage noch klären.

Zur Frage der Sekretion haben ältere Forscher wie *Kolmer*, *Askanazy*, *Poll* und *Kohno* sich dahin geäußert, daß die Form der Sekretion der Nebennierenrinde wie die einer holokrinen Drüse zu beurteilen ist. Ich habe mich diesen Anschauungen auf Grund meiner Studien anschließen können. Nun finden wir in der Literatur eine Tatsache, daß nämlich gerade dann, wenn an die Funktion der Nebenniere die größten Anforderungen gestellt werden, die Lumina in der Nebennierenrinde am häufigsten gefunden werden. So fand *Zehbe* in einer atrophischen Nebenniere bei einem rachitischen Kind in der Zona glomerulosa Hohlräume, die von einer unregelmäßigen Zellschicht umgeben waren. Es handelte sich seiner Ansicht nach um einen zentralen Verfall von Glomerulosazellen und dadurch bedingte Lumenbildung. *Kolmer* konnte in der Nebenniere von Meerschweinchen am Ende der Schwangerschaft 1—2 Tage vor und nach dem Wurf reichlich Mitosen, Zelluntergang und Hohlräume finden, in welche die in Zerfall begriffenen Zellen ausgestoßen werden. Auch *Kolbe* fand Hohlräume bei der Schwangerschaft. *Demolle* sah deutliche Lumina mit scharfem Rand in der Fasciculata bei Kindern, die an Septikämie, akut verlaufender Miliartuberkulose, Meningitis, Bronchopneumonie und

Diphtherie verstorben waren. Er fand weiter Lumina bei zwei erwachsenen Personen, die an Peritonitis und Urämie gestorben waren. Auch er fand, daß diese Lumina allseitig von Parenchymzellen umgeben, keine Beziehungen zu den Capillaren zeigen. Weiter stellte er die Beobachtung an, daß die Lumina nichts mit lokalen und entfernten entzündlichen Prozessen zu tun haben.

Dietrich hat sich während des Krieges mit den Veränderungen der Nebenniere bei Peritonitis, Gasödem, akuter und chronischer Sepsis befaßt. Er findet in ganz frischen Fällen von Peritonitis zunächst eine Steigerung des Lipoidgehaltes, dann eine Abnahme desselben. Er unterteilt diese Lipoidabnahmen in drei Formenkreise und zwar:

1. Aufsplitterung des Lipoids in kleinere Tropfen bis schließlich zur lipoidfreien Zelle.

2. Auftreten von Hohltropfen mit halbmondartigem Fettsaum in denselben, dabei Vorkommen von Vakuolen innerhalb der Zellen, deren Inhalt sich mit Eosin schwach färbt.

3. Schließlich sieht er zahlreiche Vakuolen in den Zellen (Wabenzellen) mit stürmischer Umwandlung in den Zellen, die zum Zelluntergang und zum Entstehen drüsenartiger Räume führt. In der Mitte dieser Räume ist eine fädig gerinnende Substanz, durch die die angrenzenden Zellsäulen auseinandergedrängt werden.

Er beobachtet aber noch einen anderen Weg zur Bildung von den drüsenartigen Räumen, nämlich durch Zerfall von Zellen *ohne* vorherige Aufquellung. Hierbei findet er in der Nähe der drüsenähnlichen Räume, soweit aus den Protokollen ersichtlich, nicht immer entzündliche Vorgänge von Seiten des Blutgefäßsystems. In Untersuchungen gemeinsam mit *Kaufmann* konnte er dieselben Vorgänge bei Gaben von Diphtherietoxin verfolgen. Es ist aber interessant, daß der wabige Zellzerfall bei den protrahierten Versuchen weniger stark aufgetreten zu sein scheint, aber „Drüsenlumina überall eingesprengt" sind. *Deucher* brachte bei 50 Fällen von Peritonitis und Sepsis eine Bestätigung dieser Befunde von *Dietrich*. Hohlräume in der Nebennierenrinde wurden in letzter Zeit bei chronischer Tuberkulose von *Hausmann* beschrieben. Ferner wurden im Experiment nach Adrenalin, Histamin, Thyroxin, Nebenschilddrüsenhormon, Bakterientoxinen, Quecksilberchlorid, Schilddrüsenfütterung, Kälte und anderen Schädigungen von *Cramer*, ferner aber auch von *Zwenner* Veränderungen an den Zellen der Nebennierenrinde gefunden, die ganz dem Stadium I von *Dietrich* ähneln.

Bachmann sieht solche Hohlräume und Lumina nur sehr selten und zwar so selten, daß er sie für Ausnahmen hält. Hier muß ich ihm entgegnen, bei richtiger Technik, d. h. bei der Berücksichtigung der Zellgröße als Grundlage für die Schnittdicke, hätte er wesentlich andere Resultate gefunden. Seine Bilder von der Ausstoßung der Retikulariszellen sind nicht überzeugend, zumal er selbst schreibt, daß sie nur schwer von den Phagocyten des Gefäßbindegewebsapparates zu unterscheiden seien. Es ist überhaupt die Frage, ob die Ausstoßung von Zellen in das Capillarnetz ein Vorgang der Sekretion ist oder ob es sich hier nicht um den normalen Abbau alter Zellen handelt. Auch diesen Beweis hat *Bachmann* nicht erbracht. *Bachmann* lehnt überhaupt das Epinephron ab, da ihm nicht die Orientierung an Zellsäulen, Blutgefäßen und Bindegewebszügen gelingt. Zugleich lehnt er auch meine Methode ab. Seine Rekonstruktionsversuche mußten aber mißlingen, weil er nicht zwei durch das ganze Präparat (Gewebsstück) bedingte feste Kanten und eine Ecke, also drei feste Punkte, hat. Aus mir unerklärlichen Gründen untersuchte er einen zylindrischen Ausschnitt. Dadurch ist natürlich jede Orientierung unmöglich. Aber auch aus einem anderen Grunde ist die Orientierung für ihn sehr schwer. Er wendet für die Serienschnitte eine Schnittdicke von 5 μ an. Ich erwähnte oben schon unter der Methodik, daß es für Strukturstudien unbedingt erforderlich ist, von der Größe des kleinsten Bauelementes des zu untersuchenden Organes, also von der Größe der Organzelle, auszugehen. Es genügt aber auch nicht, wenn *Bachmann* nach Versuchen an nur zwei Schnittserien, die zudem keine drei festen Punkte aufweisen, irgendwelche Aussagen machen will. Diese Arbeitsweise von *Bachmann* entspricht der gleichen wissenschaftlichen Genauigkeit wie der Satz auf S. 80, Zeile 12, seiner Abhandlung, in dem er zu den Messungen der Rindenmarkveränderung während der Schwangerschaft Stellung nimmt. Er schreibt: „Ich selbst habe zwar keine Messungen vorgenommen, habe aber in zahlreichen Präparaten von der Nebenniere gravider Mäuse ebenfalls niemals im Mark irgendwelche Veränderungen gesehen". — Ich habe erst nach zahlreichen Schnittserien mit etwa über 25000 Serienschnitten meine Befunde über den Aufbau der Nebenniere bekanntgegeben.

Zu den ersten Modellversuchen von mir wirft mir *Bachmann* auch vor, daß ich den Übergang von der Glomerulosa zur Fasciculata nicht modeliert habe, sondern letzten Endes nur behauptet habe. Diese Darstellung *Bachmanns* ist falsch. Der Übergang von der Glomerulosa zur Fasciculata ist modelliert worden. Und schließlich wirft mir *Bachmann* vor, ich hätte nichts über den Abfluß des Sekrets aus dem Epinephron mitgeteilt. Auch hier muß ich *Bachmann* vorwerfen, daß ich sehr wohl dies mitgeteilt habe, denn ich schrieb in dem ersten Beitrag, daß ich die Hohlräume der Marksubstanz für dieselben halte, die schon *Kolmer* beschrieben hat und von denen er mitteilt, daß sie der Blutbahn seitenständig angegliedert sind.

Die Widersprüche *Bachmanns* gegen den Aufbau der Nebenniere, wie ich ihn in meiner ersten Arbeit dargestellt habe, fallen also in sich zusammen, da er bei seinen Schnitten die Grundlage der Strukturforschung mißachtet hat und weil er meine Arbeit nicht richtig gelesen oder verstanden hat.

Durch die Untersuchungen von mir bekommen die alten Arbeiten von *Abelou*, *Soulié* und *Toujan*, daß die Nebennierenrinde die Vorstufe des Adrenalins bildet, wieder eine gewisse Bedeutung. Auch *Konschegg* glaubt, daß die hauptsächliche Wirkung des Adrenalins durch ein lipoidgebundenes Adrenalin sein soll, das aus den Beziehungen zwischen Rinde und Mark entstanden ist. *Von Bergmann* sagte schon 1938, als gerade die ersten Versuche mit dem rein dargestellten Corticosteron begannen, daß es wichtig ist, der Frage nachzugehen, ob nicht zweckvoll Rinde und Mark zusammengekoppelt sind.

Wir wissen jetzt, daß reines Corticisteron beim M. Addison nicht die Erfolge zeigt, die man erwartet hat. Die künstliche Trennung von Mark und Rinde ist, wie aus meinen Befunden hervorgeht, die Ursache dafür, und es wird erforderlich sein, wirksamere Hormone zu finden die den anatomischen Verhältnissen Rechnung tragen.

Frühere Beobachtungen von mir gewinnen nun zusammen mit den wichtigen Befunden von *Rein* auch eine neuere Bedeutung. *Rein* konnte nachweisen, daß Adrenalin in Dosen, die noch keine Blutdruckerhöhung hervorrufen, die Gefäße im ruhenden Muskel zur Kontraktion bringen, während diejenigen des arbeitenden Muskels auf das Adrenalin nicht ansprechen. Adrenalin ist also ein Kreislaufhormon, kein Blutdruckhormon. Nun habe ich aber in früheren Untersuchungen feststellen können, daß der Hypertoniker wie der chronische Kreislaufkranke eine Markhypertrophie haben und daß die Markhypertrophie nichts Spezifisches für den Hypertonus ist. Es seien hier noch einmal die vergleichenden Werte mitgeteilt:

a) Markwert bei Hypertonie 0,96   0,72
b) Markwert bei Chronischkranken mit Herzbelastung ohne
   Nierenbeteiligung 0,98   0,78
c) Markwert bei Chronischkranken ohne Herz- und Nieren-
   erkrankung 0,52   0,48

Der Kreislaufkranke ob mit oder ohne Nierenbeteiligung braucht also mehr „Kreislaufhormon" nicht Blutdruckhormon.

Nun konnte ich weiter zeigen, daß bei der chronischen Nephritis und bei der Hypertonie anfangs die Rindenwerte erhöht sind, um dann bei der Dekompensation zu sinken und zwar sehr beträchtlich. Es findet ein Rückgang um fast $1/3$ der Normalwerte statt. Klinisch drückt sich der Rückgang der Nebennierenrinde in einer zunehmenden Adynamie der Kreislaufkranken aus, die auch bei völliger Kompensation bestehen bleiben kann.

Diese anatomischen und pathologisch-anatomischen Befunde zwingen uns zu einer neuen Vorstellung der Kreislauftherapie. Bisher bestand das

Bestreben, einen dekompensierten Kreislaufkranken zu entwässern und in ein trockenes Stadium zu bringen, das Stadium der Kompensation. Jetzt müssen wir außerdem noch fordern, daß die zunehmende Adynamie der Kreislaufkranken auch behoben wird, durch sinnvolle Nutzanwendung aus den normal anatomischen und pathologisch-anatomischen Tatsachen.

Zusammenfassung.

Nebennierenmark und -rinde bilden histologisch eine Einheit. Bei neuen Untersuchungen konnte niemals eine Bindegewebsschicht zwischen Mark und Rinde gefunden werden, dagegen wurde jedesmal das unmittelbare Nebeneinanderliegen von Rinden- und Markzellen beobachtet. Einwände gegen den Begriff des Epinephrons werden zurückgewiesen.

Eine neue Forderung für die Behandlung der Kreislaufkranken wird auf Grund der anatomischen und pathologisch-anatomischen neuen Befunde aufgestellt.

Literaturnachweis.

1. Zusammenfassende Darstellungen: *Goldzinser, M. A.:* The Adrenals. New York 1929. — *Thaddea, I.:* Die Nebennierenrinden. Leipzig 1936. — 2. Einzelarbeiten: *Aichel:* Erlanger Ber. **31**, 86 (1899). — Anat. Anz. **8** (1900); **17**, 30 (1900). — Arch. mikrosk. Anat. **56**, 1 (1900). — *Arnold:* Virchows Arch. **35**, 64 (1866). — *Aschoff:* Verh. dtsch. path. Ges. Kiel **1908**, 131. — Vorträge über Pathologie. Jena 1925. — *Asher:* Schweiz. med. Wschr. **1934** I, 532. — *Askanazy:* Beitr. path. Anat. **14**, 33 (1893). — *Abalon, J. E., A. Soubie* et *G. Toujan:* C. r. Soc. Biol. Paris **58**, 533, 534 (1905). — *Beckmann:* Beitr. path. Anat. **60**, 139 (1915). — *v. Bergmann:* Verh. dtsch. Ges. inn. Med. **1938**, 161. — *Bachmann:* Erg. Anat. **33**, 31 (1941). — *Bomskow:* Methodik der Hormonforschung. Leipzig 1937. — *v. Brunn:* Arch. mikrosk. Anat. **8**, 618 (1872). — *Braun:* Zool. Anz. **2**, 238 (1879). — *Clara:* Z. Zellforsch. **25**, 221 (1936). — *Cleghorn:* J. of Physiol. **75**, 413 (1932). — *Cramer:* J. of Physiol. **54**, 125 (1920). — Brit. J. exper. Path. **7**, 88 (1926). — *Demole:* Zbl. Path. **27**, 513 (1916). — *Dencher:* Arch. Chir. **125**, 578 (1923). — *Dogiel:* Arch. f. (Anat. u.) Physiol. **90** (1894). — *Dewitzki:* Beitr. path. Anat. **52**, 431 (1912). — *Dietrich:* Zbl. Path. **29**, 169 (1918). — *Dietrich* u. *Kaufmann:* Z. exper. Med. **14**, 397 (1921). — *Dietrich* u. *Siegmund:* Henke-Lubarsch' Handbuch der speziellen pathologischen Anatomie und Histologie, Bd. 8. 1926. — *Dostojewski:* Arch. mikrosk. Anat. **27**, 272 (1886). — *Ecker:* Der feinere Bau der Nebenniere. Braunschweig 1846. — *Elliot* and *Tuckelle:* J. of Physiol. **34**, 5 (1906). — *Frodin:* Inaug.-Diss. 1937. — *Goldzieher:* Die Nebennieren. Wiesbaden 1911. — *Gromaghtigh:* Archives de Biol. **39**, 82 (1921). — *Gottschau:* Sitzgsber. physik.-med. Ges. Würzburg. **1882**, 454. — *Hecht:* Zbl. Path. **21**, 247 (1910). — *Hett:* Anat. Anz. **60**, 88 (1925). — Z. mikrosk.-anat. Forsch. **31**, 626 (1932). — *Henle, J.:* Allgemeine Anatomie. Leipzig 1841. — *Jaffé* u. *Tannenberg:* Handbuch der inneren Sekretion, S. 485. Leipzig 1932. — *Janssi:* Zit. nach *Asher.* — *Jonsten:* Arch. Heilkde **5**, 97 (1864). — *Kawamura:* Die Cholesterinesterverhaltung. Jena 1911. — *Kern:* Dtsch. med. Wschr. **1911** 1, 21. — *Kohn:* Arch. mikrosk. Anat. **53**, 281 (1898); **62**, 263 (1903); **102**, 113 (1924). — *Kohno:* Z. Anat. **7**, 419 (1925). — *Kolmer:* Pflügers Arch. **144**, 361 (1912). — Arch. mikrosk. Anat. **91**, 1 (1918). — *Kowacs:* Beitr. path. Anat. **79**, 213 (1928). — *Kölliker:* Handbuch der Gewebelehre, S. 488. 1852. — *Kolde:* Arch. Gynäk. **99**, 272 (1913). —

Kemp u. *Okkels:* Lehrbuch der Endokrinologie. Leipzig 1936. — *Kuschinski* u. *Nachmansohn:* Klin. Wschr. **1934** I, 256. — *Kuschinski* u. *Viand:* Arch. f. exper. Path. **170**, 492 (1933). — *Landau:* Dtsch. med. Wschr. **1913** I, 39. — Die Nebennierenrinde. Jena 1915. — *Lewis:* J. of biol. Chem. **74**, 249 (1916). — Amer. J. Physiol. **64**, 503, 506 (1923). — *v. Lucadou:* Klin. Wschr. **1935** II, 1529. — Beitr. path. Anat. **96**, 561 (1936); **101**, 197 (1938). — *Magistris:* Biochem. Z. **248**, 39 (1932). — *Moers:* Virchows Arch. **29** (1864). — *Neusser:* Zit. nach *Wiesel*. — *Okinaha-Mori:* Klin. Wschr. **1939** I, 931. — *Orth:* Sitzgsber. preuß. Akad. Wiss., Physik.-math. Kl. **2**, 34 (1914). — *Paul:* Virchows Arch. **282**, 256 (1931). — *Poll:* Berl. klin. Wschr. **1886** u. **1904**. — *Pappenheim:* Arch. f. (Anat. u.) Physiol. **1840**. — *Prym:* Frankf. Z. Path. **14**, 409 (1913). — *Rein:* Verh. dtsch. Ges. Kreislaufforsch. **1937**, 27. — *Rabl:* Arch. mikrosk. Anat. **38**, 492 (1891). — *Rogoff:* Die Drüsen mit innerer Sekretion. Wien-Leipzig 1937. — *Rössle:* Münch. med. Wschr. **1910** II, 1382. — Erg. Path. **18** II, 782 (1917). — *Rössle* u. *Roulet:* Maß und Zahl in der Pathologie. Berlin 1932. — *Stilling:* Virchows Arch. **109**, 324 (1887). — Arch. mikrosk. Anat. **52**, 176 (1888). — *Thomas:* Beitr. path. Anat. **49** (1910); **50** (1911). — *Wiesel:* Anat. H. **19**, 481 (1902). — Zbl. Physiol. **15** (1902). — Handbuch der normalen und pathologischen Physiologie, Bd. 10. Berlin 1930. — *Zehbe:* Virchows Arch. **20** 1, 150 (1910). — *Zwenner, R. L.:* Amer. J. Path. **12**, 107 (1936).

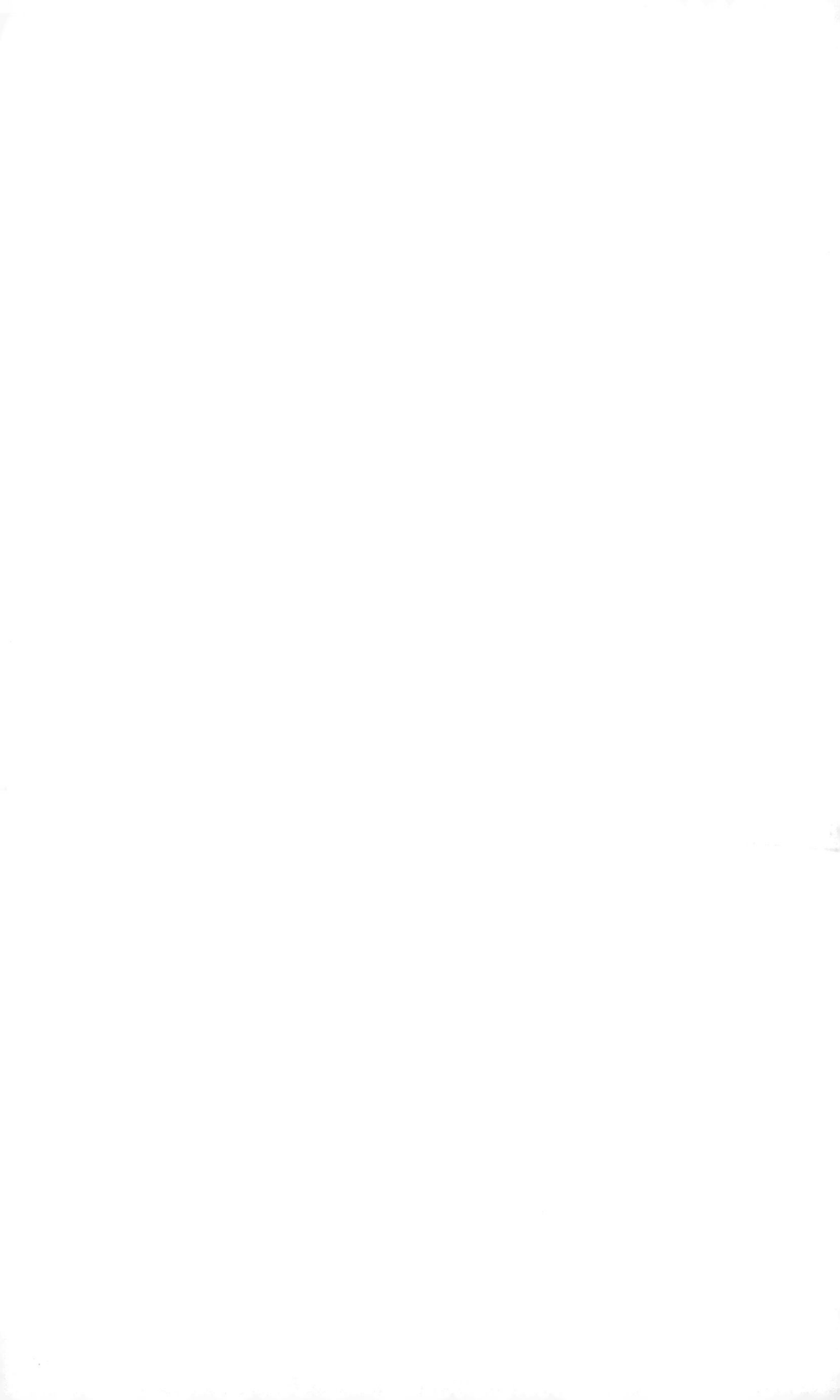

GPSR Compliance

The European Union's (EU) General Product Safety Regulation (GPSR) is a set of rules that requires consumer products to be safe and our obligations to ensure this.

If you have any concerns about our products, you can contact us on

ProductSafety@springernature.com

In case Publisher is established outside the EU, the EU authorized representative is:

Springer Nature Customer Service Center GmbH
Europaplatz 3
69115 Heidelberg, Germany

www.ingramcontent.com/pod-product-compliance
Ingram Content Group UK Ltd.
Pitfield, Milton Keynes, MK11 3LW, UK
UKHW022234230426

12048UKWH00017BA/1244